Dieses Buch gehört:

1. Januar

20 _ _

20 _ _

20 _ _

20 _ _

2. Januar

20 _ _

20 _ _

20 _ _

20 _ _

3. Januar

20 _ _

20 _ _

20 _ _

20 _ _

4. Januar

20 _ _

20 _ _

20 _ _

20 _ _

5. Januar

20 _ _

20 _ _

20 _ _

20 _ _

6. Januar

20 _ _

20 _ _

20 _ _

20 _ _

7. Januar

20 _ _

20 _ _

20 _ _

20 _ _

8. Januar

20__

20__

20__

20__

9. Januar

20 _ _

20 _ _

20 _ _

20 _ _

10. Januar

20 _ _

20 _ _

20 _ _

20 _ _

11. Januar

20 _ _

20 _ _

20 _ _

20 _ _

12. Januar

20 _ _

20 _ _

20 _ _

20 _ _

13. Januar

20 _ _

20 _ _

20 _ _

20 _ _

14. Januar

20 _ _

20 _ _

20 _ _

20 _ _

15. Januar

20 _ _

20 _ _

20 _ _

20 _ _

16. Januar

20 _ _

20 _ _

20 _ _

20 _ _

17. Januar

20 _ _

20 _ _

20 _ _

20 _ _

18. Januar

20 _ _

20 _ _

20 _ _

20 _ _

19. Januar

20 _ _

20 _ _

20 _ _

20 _ _

20. Januar

20 _ _

20 _ _

20 _ _

20 _ _

21. Januar

20 _ _

20 _ _

20 _ _

20 _ _

22. Januar

20 _ _

20 _ _

20 _ _

20 _ _

23. Januar

20 _ _

20 _ _

20 _ _

20 _ _

24. Januar

20 _ _

20 _ _

20 _ _

20 _ _

25. Januar

20 _ _

20 _ _

20 _ _

20 _ _

26. Januar

20 _ _

20 _ _

20 _ _

20 _ _

27. Januar

20 _ _

20 _ _

20 _ _

20 _ _

28. Januar

20 _ _

20 _ _

20 _ _

20 _ _

29. Januar

20 _ _

20 _ _

20 _ _

20 _ _

30. Januar

20 _ _

20 _ _

20 _ _

20 _ _

31. Januar

20 _ _

20 _ _

20 _ _

20 _ _

1. Februar

20 _ _

20 _ _

20 _ _

20 _ _

20 _ _ ◄ ·······································○

○ ··○

○ ··○

○ ··○

20 _ _ ◄ ·······································○

○ ··○

○ ··○

○ ··○

20 _ _ ◄ ·······································○

○ ··○

○ ··○

○ ··○

20 _ _ ◄ ·······································○

○ ··○

○ ··○

○ ··○

3. Februar

20 _ _

20 _ _

20 _ _

20 _ _

4. Februar

20 _ _

20 _ _

20 _ _

20 _ _

5. Februar

20 _ _

20 _ _

20 _ _

20 _ _

20 _ _

20 _ _

20 _ _

20 _ _

7. Februar

20 _ _

20 _ _

20 _ _

20 _ _

8. Februar

20 _ _

20 _ _

20 _ _

20 _ _

9. Februar

20 _ _

20 _ _

20 _ _

20 _ _

10. Februar

20 _ _

20 _ _

20 _ _

20 _ _

11. Februar

20 _ _

20 _ _

20 _ _

20 _ _

12. Februar

20 _ _

20 _ _

20 _ _

20 _ _

13. Februar

20 _ _

20 _ _

20 _ _

20 _ _

14. Februar

20 _ _

20 _ _

20 _ _

20 _ _

15. Februar

20 _ _

20 _ _

20 _ _

20 _ _

16. Februar

20 _ _

20 _ _

20 _ _

20 _ _

17. Februar

20 _ _

20 _ _

20 _ _

20 _ _

18. Februar

20 _ _

20 _ _

20 _ _

20 _ _

19. Februar

20 _ _

20 _ _

20 _ _

20 _ _

20. Februar

20 _ _ ◄ ⋯⋯⋯⋯⋯⋯⋯⋯⋯⋯⋯⋯⋯⋯⋯⋯⋯⋯⋯ o

o ⋯⋯⋯⋯⋯⋯⋯⋯⋯⋯⋯⋯⋯⋯⋯⋯⋯⋯⋯⋯⋯ o

o ⋯⋯⋯⋯⋯⋯⋯⋯⋯⋯⋯⋯⋯⋯⋯⋯⋯⋯⋯⋯⋯ o

o ⋯⋯⋯⋯⋯⋯⋯⋯⋯⋯⋯⋯⋯⋯⋯⋯⋯⋯⋯⋯⋯ o

20 _ _ ◄ ⋯⋯⋯⋯⋯⋯⋯⋯⋯⋯⋯⋯⋯⋯⋯⋯⋯⋯⋯ o

o ⋯⋯⋯⋯⋯⋯⋯⋯⋯⋯⋯⋯⋯⋯⋯⋯⋯⋯⋯⋯⋯ o

o ⋯⋯⋯⋯⋯⋯⋯⋯⋯⋯⋯⋯⋯⋯⋯⋯⋯⋯⋯⋯⋯ o

o ⋯⋯⋯⋯⋯⋯⋯⋯⋯⋯⋯⋯⋯⋯⋯⋯⋯⋯⋯⋯⋯ o

20 _ _ ◄ ⋯⋯⋯⋯⋯⋯⋯⋯⋯⋯⋯⋯⋯⋯⋯⋯⋯⋯⋯ o

o ⋯⋯⋯⋯⋯⋯⋯⋯⋯⋯⋯⋯⋯⋯⋯⋯⋯⋯⋯⋯⋯ o

o ⋯⋯⋯⋯⋯⋯⋯⋯⋯⋯⋯⋯⋯⋯⋯⋯⋯⋯⋯⋯⋯ o

o ⋯⋯⋯⋯⋯⋯⋯⋯⋯⋯⋯⋯⋯⋯⋯⋯⋯⋯⋯⋯⋯ o

20 _ _ ◄ ⋯⋯⋯⋯⋯⋯⋯⋯⋯⋯⋯⋯⋯⋯⋯⋯⋯⋯⋯ o

o ⋯⋯⋯⋯⋯⋯⋯⋯⋯⋯⋯⋯⋯⋯⋯⋯⋯⋯⋯⋯⋯ o

o ⋯⋯⋯⋯⋯⋯⋯⋯⋯⋯⋯⋯⋯⋯⋯⋯⋯⋯⋯⋯⋯ o

o ⋯⋯⋯⋯⋯⋯⋯⋯⋯⋯⋯⋯⋯⋯⋯⋯⋯⋯⋯⋯⋯ o

21. Februar

20 _ _

20 _ _

20 _ _

20 _ _

22. Februar

20 _ _

20 _ _

20 _ _

20 _ _

23. Februar

20 _ _

20 _ _

20 _ _

20 _ _

24. Februar

20 _ _

20 _ _

20 _ _

20 _ _

25. Februar

20 _ _

20 _ _

20 _ _

20 _ _

26. Februar

20 _ _

20 _ _

20 _ _

20 _ _

27. Februar

20 _ _

20 _ _

20 _ _

20 _ _

28. Februar

20 _ _

20 _ _

20 _ _

20 _ _

20 _ _

20 _ _

20 _ _

20 _ _

1. März

20 _ _

20 _ _

20 _ _

20 _ _

2. März

20 _ _

20 _ _

20 _ _

20 _ _

3. März

20 _ _

20 _ _

20 _ _

20 _ _

4. März

20 _ _

20 _ _

20 _ _

20 _ _

5. März

20 _ _

20 _ _

20 _ _

20 _ _

6. März

20 _ _

20 _ _

20 _ _

20 _ _

7. März

20 _ _

20 _ _

20 _ _

20 _ _

20 _ _

20 _ _

20 _ _

20 _ _

9. März

20 _ _

20 _ _

20 _ _

20 _ _

10. März

20 _ _

20 _ _

20 _ _

20 _ _

20 _ _

20 _ _

20 _ _

20 _ _

12. März

20 _ _

20 _ _

20 _ _

20 _ _

13. März

20 _ _

20 _ _

20 _ _

20 _ _

14. März

20 _ _

20 _ _

20 _ _

20 _ _

15. März

20＿＿

20＿＿

20＿＿

20＿＿

16. März

20 _ _

20 _ _

20 _ _

20 _ _

17. März

20 _ _

20 _ _

20 _ _

20 _ _

18. März

20 _ _

20 _ _

20 _ _

20 _ _

19. März

20 _ _

20 _ _

20 _ _

20 _ _

20. März

20 _ _

20 _ _

20 _ _

20 _ _

21. März

20 _ _

20 _ _

20 _ _

20 _ _

22. März

20 _ _ ◄⋯⋯⋯⋯⋯⋯⋯⋯⋯⋯⋯⋯⋯⋯⋯⋯⋯⋯

20 _ _ ◄⋯⋯⋯⋯⋯⋯⋯⋯⋯⋯⋯⋯⋯⋯⋯⋯⋯⋯

20 _ _ ◄⋯⋯⋯⋯⋯⋯⋯⋯⋯⋯⋯⋯⋯⋯⋯⋯⋯⋯

20 _ _ ◄⋯⋯⋯⋯⋯⋯⋯⋯⋯⋯⋯⋯⋯⋯⋯⋯⋯⋯

23. März

20 _ _

20 _ _

20 _ _

20 _ _

24. März

20 _ _

20 _ _

20 _ _

20 _ _

25. März

20 _ _

20 _ _

20 _ _

20 _ _

26. März

20 _ _

20 _ _

20 _ _

20 _ _

27. März

20 _ _

20 _ _

20 _ _

20 _ _

28. März

20 _ _

20 _ _

20 _ _

20 _ _

20 _ _

20 _ _

20 _ _

20 _ _

30. März

20 _ _

20 _ _

20 _ _

20 _ _

31. März

20 _ _

20 _ _

20 _ _

20 _ _

1. April

20 _ _

20 _ _

20 _ _

20 _ _

2. April

20 _ _

20 _ _

20 _ _

20 _ _

3. April

20 _ _

20 _ _

20 _ _

20 _ _

4. April

20 _ _

20 _ _

20 _ _

20 _ _

5. April

20 _ _

20 _ _

20 _ _

20 _ _

6. April

20 _ _

20 _ _

20 _ _

20 _ _

7. April

20 _ _

20 _ _

20 _ _

20 _ _

8. April

20 _ _

20 _ _

20 _ _

20 _ _

9. April

20 _ _

20 _ _

20 _ _

20 _ _

10. April

20 _ _

20 _ _

20 _ _

20 _ _

11. April

20 _ _

20 _ _

20 _ _

20 _ _

12. April

20 _ _

20 _ _

20 _ _

20 _ _

13. April

20 _ _

20 _ _

20 _ _

20 _ _

14. April

20 _ _

20 _ _

20 _ _

20 _ _

15. April

20 _ _

20 _ _

20 _ _

20 _ _

16. April

20 _ _

20 _ _

20 _ _

20 _ _

17. April

20 _ _

20 _ _

20 _ _

20 _ _

18. April

20 _ _

20 _ _

20 _ _

20 _ _

19. April

20 _ _

20 _ _

20 _ _

20 _ _

20. April

20 __

20 __

20 __

20 __

21. April

20 _ _

20 _ _

20 _ _

20 _ _

22. April

20 _ _

20 _ _

20 _ _

20 _ _

23. April

20 _ _

20 _ _

20 _ _

20 _ _

24. April

20 _ _

20 _ _

20 _ _

20 _ _

25. April

20 _ _

20 _ _

20 _ _

20 _ _

26. April

20 _ _

20 _ _

20 _ _

20 _ _

27. April

20 _ _

20 _ _

20 _ _

20 _ _

28. April

20 _ _

20 _ _

20 _ _

20 _ _

29. April

20 _ _

20 _ _

20 _ _

20 _ _

30. April

20 _ _

20 _ _

20 _ _

20 _ _

1. Mai

20 _ _

20 _ _

20 _ _

20 _ _

2. Mai

20 _ _

20 _ _

20 _ _

20 _ _

3. Mai

20 _ _

20 _ _

20 _ _

20 _ _

4. Mai

20 _ _

20 _ _

20 _ _

20 _ _

20 _ _

20 _ _

20 _ _

20 _ _

6. Mai

20_ _

20_ _

20_ _

20_ _

7. Mai

20 _ _

20 _ _

20 _ _

20 _ _

8. Mai

20 _ _

20 _ _

20 _ _

20 _ _

9. Mai

20 _ _

20 _ _

20 _ _

20 _ _

10. Mai

20 _ _

20 _ _

20 _ _

20 _ _

11. Mai

20 _ _

20 _ _

20 _ _

20 _ _

12. Mai

20 _ _

20 _ _

20 _ _

20 _ _

13. Mai

20 _ _

20 _ _

20 _ _

20 _ _

14. Mai

20 _ _

20 _ _

20 _ _

20 _ _

15. Mai

20 _ _

20 _ _

20 _ _

20 _ _

16. Mai

20 _ _

20 _ _

20 _ _

20 _ _

17. Mai

20 _ _

20 _ _

20 _ _

20 _ _

18. Mai

20 _ _

20 _ _

20 _ _

20 _ _

19. Mai

20 _ _

20 _ _

20 _ _

20 _ _

20. Mai

20 _ _

20 _ _

20 _ _

20 _ _

21. Mai

20 _ _

20 _ _

20 _ _

20 _ _

22. Mai

20 _ _

20 _ _

20 _ _

20 _ _

23. Mai

20 _ _

20 _ _

20 _ _

20 _ _

24. Mai

20 _ _

20 _ _

20 _ _

20 _ _

25. Mai

20 _ _

20 _ _

20 _ _

20 _ _

26. Mai

20 _ _

20 _ _

20 _ _

20 _ _

27. Mai

20 _ _

20 _ _

20 _ _

20 _ _

28. Mai

20 _ _

20 _ _

20 _ _

20 _ _

29. Mai

20 _ _

20 _ _

20 _ _

20 _ _

30. Mai

20 _ _ ◄·····································○

○·····································○

○·····································○

○·····································○

20 _ _ ◄·····································○

○·····································○

○·····································○

○·····································○

20 _ _ ◄·····································○

○·····································○

○·····································○

○·····································○

20 _ _ ◄·····································○

○·····································○

○·····································○

○·····································○

31. Mai

20_ _

20_ _

20_ _

20_ _

1. Juni

20 _ _

20 _ _

20 _ _

20 _ _

2. Juni

20 _ _

20 _ _

20 _ _

20 _ _

3. Juni

20 _ _

20 _ _

20 _ _

20 _ _

20 _ _

20 _ _

20 _ _

20 _ _

5. Juni

20 _ _

20 _ _

20 _ _

20 _ _

6. Juni

20 _ _

20 _ _

20 _ _

20 _ _

7. Juni

20 _ _

20 _ _

20 _ _

20 _ _

8. Juni

20 _ _

20 _ _

20 _ _

20 _ _

9. Juni

20 _ _

20 _ _

20 _ _

20 _ _

10. Juni

20 _ _

20 _ _

20 _ _

20 _ _

11. Juni

20 _ _

20 _ _

20 _ _

20 _ _

20 _ _ ◄··○

20 _ _ ◄··○

20 _ _ ◄··○

20 _ _ ◄··○

13. Juni

20 _ _

20 _ _

20 _ _

20 _ _

14. Juni

20 _ _

20 _ _

20 _ _

20 _ _

15. Juni

20 _ _

20 _ _

20 _ _

20 _ _

16. Juni

20 _ _

20 _ _

20 _ _

20 _ _

17. Juni

20 _ _

20 _ _

20 _ _

20 _ _

18. Juni

20 _ _

20 _ _

20 _ _

20 _ _

19. Juni

20 _ _

20 _ _

20 _ _

20 _ _

20. Juni

20 _ _

20 _ _

20 _ _

20 _ _

21. Juni

20 _ _

20 _ _

20 _ _

20 _ _

22. Juni

20 _ _

20 _ _

20 _ _

20 _ _

23. Juni

20 _ _

20 _ _

20 _ _

20 _ _

24. Juni

20 _ _

20 _ _

20 _ _

20 _ _

25. Juni

20 _ _

20 _ _

20 _ _

20 _ _

26. Juni

20 _ _

20 _ _

20 _ _

20 _ _

27. Juni

20 _ _

20 _ _

20 _ _

20 _ _

28. Juni

20 _ _

20 _ _

20 _ _

20 _ _

29. Juni

20 _ _

20 _ _

20 _ _

20 _ _

30. Juni

20 _ _

20 _ _

20 _ _

20 _ _

1. Juli

20 _ _

20 _ _

20 _ _

20 _ _

2. Juli

20 _ _

20 _ _

20 _ _

20 _ _

3. Juli

20 _ _

20 _ _

20 _ _

20 _ _

4. Juli

20 _ _

20 _ _

20 _ _

20 _ _

5. Juli

20 _ _

20 _ _

20 _ _

20 _ _

6. Juli

20 _ _

20 _ _

20 _ _

20 _ _

20 _ _ ◄···○

○···○

○···○

○···○

20 _ _ ◄···○

○···○

○···○

○···○

20 _ _ ◄···○

○···○

○···○

○···○

20 _ _ ◄···○

○···○

○···○

○···○

8. Juli

20 _ _

20 _ _

20 _ _

20 _ _

9. Juli

20 _ _

20 _ _

20 _ _

20 _ _

10. Juli

20 _ _

20 _ _

20 _ _

20 _ _

20 _ _

20 _ _

20 _ _

20 _ _

12. Juli

20 _ _

20 _ _

20 _ _

20 _ _

13. Juli

20 _ _

20 _ _

20 _ _

20 _ _

14. Juli

20 _ _

20 _ _

20 _ _

20 _ _

15. Juli

20 _ _

20 _ _

20 _ _

20 _ _

16. Juli

17. Juli

20 _ _

20 _ _

20 _ _

20 _ _

18. Juli

20 _ _

20 _ _

20 _ _

20 _ _

19. Juli

20 _ _

20 _ _

20 _ _

20 _ _

20 _ _

20 _ _

20 _ _

20 _ _

20 _ _

20 _ _

20 _ _

20 _ _

22. Juli

20 _ _

20 _ _

20 _ _

20 _ _

23. Juli

20 _ _

20 _ _

20 _ _

20 _ _

24. Juli

20 _ _

20 _ _

20 _ _

20 _ _

25. Juli

20 _ _

20 _ _

20 _ _

20 _ _

26. Juli

20 _ _

20 _ _

20 _ _

20 _ _

27. Juli

20 _ _

20 _ _

20 _ _

20 _ _

28. Juli

29. Juli

20 _ _

20 _ _

20 _ _

20 _ _

30. Juli

20 _ _

20 _ _

20 _ _

20 _ _

31. Juli

20 _ _

20 _ _

20 _ _

20 _ _

1. August

20 _ _

20 _ _

20 _ _

20 _ _

2. August

20 _ _

20 _ _

20 _ _

20 _ _

3. August

20 _ _

20 _ _

20 _ _

20 _ _

4. August

20 _ _

20 _ _

20 _ _

20 _ _

5. August

20 _ _

20 _ _

20 _ _

20 _ _

6. August

20 _ _

20 _ _

20 _ _

20 _ _

7. August

20 _ _

20 _ _

20 _ _

20 _ _

8. August

20 _ _

20 _ _

20 _ _

20 _ _

9. August

20 _ _

20 _ _

20 _ _

20 _ _

10. August

20 _ _

20 _ _

20 _ _

20 _ _

11. August

20_ _

20_ _

20_ _

20_ _

12. August

20 _ _

20 _ _

20 _ _

20 _ _

13. August

20 _ _

20 _ _

20 _ _

20 _ _

14. August

20 _ _

20 _ _

20 _ _

20 _ _

15. August

20 _ _

20 _ _

20 _ _

20 _ _

16. August

20 _ _

20 _ _

20 _ _

20 _ _

17. August

20 _ _

20 _ _

20 _ _

20 _ _

18. August

20 _ _

20 _ _

20 _ _

20 _ _

19. August

20 _ _

20 _ _

20 _ _

20 _ _

20. August

20 _ _

20 _ _

20 _ _

20 _ _

21. August

20 _ _

20 _ _

20 _ _

20 _ _

22. August

20 _ _

20 _ _

20 _ _

20 _ _

23. August

20 _ _

20 _ _

20 _ _

20 _ _

20 _ _

20 _ _

20 _ _

20 _ _

25. August

20 _ _

20 _ _

20 _ _

20 _ _

26. August

20 _ _

20 _ _

20 _ _

20 _ _

27. August

20 _ _

20 _ _

20 _ _

20 _ _

28. August

20 _ _

20 _ _

20 _ _

20 _ _

29. August

20 _ _

20 _ _

20 _ _

20 _ _

30. August

20 _ _

20 _ _

20 _ _

20 _ _

31. August

20 _ _

20 _ _

20 _ _

20 _ _

1. September

20 _ _

20 _ _

20 _ _

20 _ _

2. September

20 _ _

20 _ _

20 _ _

20 _ _

3. September

20 _ _

20 _ _

20 _ _

20 _ _

4. September

20 _ _

20 _ _

20 _ _

20 _ _

5. September

20 _ _

20 _ _

20 _ _

20 _ _

6. September

20 _ _

20 _ _

20 _ _

20 _ _

7. September

20 _ _

20 _ _

20 _ _

20 _ _

8. September

20 _ _

20 _ _

20 _ _

20 _ _

9. September

20 _ _

20 _ _

20 _ _

20 _ _

10. September

20 _ _

20 _ _

20 _ _

20 _ _

11. September

20 _ _

20 _ _

20 _ _

20 _ _

20 _ _ ◄⋯⋯⋯⋯⋯⋯⋯⋯⋯⋯⋯⋯⋯⋯⋯⋯⋯○

20 _ _ ◄⋯⋯⋯⋯⋯⋯⋯⋯⋯⋯⋯⋯⋯⋯⋯⋯⋯○

20 _ _ ◄⋯⋯⋯⋯⋯⋯⋯⋯⋯⋯⋯⋯⋯⋯⋯⋯⋯○

20 _ _ ◄⋯⋯⋯⋯⋯⋯⋯⋯⋯⋯⋯⋯⋯⋯⋯⋯⋯○

13. September

20 _ _

20 _ _

20 _ _

20 _ _

14. September

20 _ _

20 _ _

20 _ _

20 _ _

15. September

20 _ _

20 _ _

20 _ _

20 _ _

16. September

20 _ _

20 _ _

20 _ _

20 _ _

17. September

20 _ _

20 _ _

20 _ _

20 _ _

18. September

20 _ _

20 _ _

20 _ _

20 _ _

19. September

20 _ _

20 _ _

20 _ _

20 _ _

20. September

20 _ _

20 _ _

20 _ _

20 _ _

21. September

20 _ _

20 _ _

20 _ _

20 _ _

22. September

20 _ _

20 _ _

20 _ _

20 _ _

23. September

20 _ _

20 _ _

20 _ _

20 _ _

24. September

20 __

20 __

20 __

20 __

25. September

20 _ _

20 _ _

20 _ _

20 _ _

26. September

20 _ _

20 _ _

20 _ _

20 _ _

20 _ _

20 _ _

20 _ _

20 _ _

28. September

20 _ _

20 _ _

20 _ _

20 _ _

29. September

20 _ _

20 _ _

20 _ _

20 _ _

30. September

20 _ _

20 _ _

20 _ _

20 _ _

1. Oktober

20 _ _

20 _ _

20 _ _

20 _ _

2. Oktober

20 _ _

20 _ _

20 _ _

20 _ _

20 _ _

20 _ _

20 _ _

20 _ _

4. Oktober

20 _ _

20 _ _

20 _ _

20 _ _

5. Oktober

20 _ _

20 _ _

20 _ _

20 _ _

20 _ _

20 _ _

20 _ _

20 _ _

7. Oktober

20 _ _

20 _ _

20 _ _

20 _ _

8. Oktober

20 _ _

20 _ _

20 _ _

20 _ _

9. Oktober

20 _ _

20 _ _

20 _ _

20 _ _

10. Oktober

20 _ _

20 _ _

20 _ _

20 _ _

11. Oktober

20 _ _

20 _ _

20 _ _

20 _ _

12. Oktober

20 _ _

20 _ _

20 _ _

20 _ _

13. Oktober

20 _ _

20 _ _

20 _ _

20 _ _

14. Oktober

20 _ _

20 _ _

20 _ _

20 _ _

15. Oktober

20 _ _

20 _ _

20 _ _

20 _ _

16. Oktober

20 _ _

20 _ _

20 _ _

20 _ _

20 _ _

20 _ _

20 _ _

20 _ _

18. Oktober

20 _ _

20 _ _

20 _ _

20 _ _

19. Oktober

20 _ _

20 _ _

20 _ _

20 _ _

20. Oktober

20 _ _

20 _ _

20 _ _

20 _ _

21. Oktober

20 _ _

20 _ _

20 _ _

20 _ _

22. Oktober

20 _ _

20 _ _

20 _ _

20 _ _

23. Oktober

20 _ _

20 _ _

20 _ _

20 _ _

24. Oktober

20 _ _

20 _ _

20 _ _

20 _ _

25. Oktober

20 _ _

20 _ _

20 _ _

20 _ _

26. Oktober

20_ _

20_ _

20_ _

20_ _

27. Oktober

20 _ _

20 _ _

20 _ _

20 _ _

28. Oktober

20 _ _

20 _ _

20 _ _

20 _ _

29. Oktober

20 _ _

20 _ _

20 _ _

20 _ _

30. Oktober

20 _ _

20 _ _

20 _ _

20 _ _

31. Oktober

20 _ _

20 _ _

20 _ _

20 _ _

1. November

20 _ _

20 _ _

20 _ _

20 _ _

2. November

20 _ _

20 _ _

20 _ _

20 _ _

3. November

20 _ _

20 _ _

20 _ _

20 _ _

4. November

20 _ _

20 _ _

20 _ _

20 _ _

5. November

20 _ _

20 _ _

20 _ _

20 _ _

6. November

20 _ _

20 _ _

20 _ _

20 _ _

7. November

20 _ _

20 _ _

20 _ _

20 _ _

8. November

20 _ _

20 _ _

20 _ _

20 _ _

9. November

20 _ _

20 _ _

20 _ _

20 _ _

10. November

20 _ _

20 _ _

20 _ _

20 _ _

11. November

20 _ _

20 _ _

20 _ _

20 _ _

12. November

20 _ _

20 _ _

20 _ _

20 _ _

13. November

20 _ _

20 _ _

20 _ _

20 _ _

14. November

20 _ _

20 _ _

20 _ _

20 _ _

15. November

20 _ _

20 _ _

20 _ _

20 _ _

16. November

20 _ _

20 _ _

20 _ _

20 _ _

17. November

20 _ _

20 _ _

20 _ _

20 _ _

18. November

20 _ _

20 _ _

20 _ _

20 _ _

20 _ _

20 _ _

20 _ _

20 _ _

20. November

20 _ _

20 _ _

20 _ _

20 _ _

21. November

20 _ _

20 _ _

20 _ _

20 _ _

22. November

20 _ _

20 _ _

20 _ _

20 _ _

23. November

20 _ _

20 _ _

20 _ _

20 _ _

24. November

20 _ _

20 _ _

20 _ _

20 _ _

25. November

20 _ _

20 _ _

20 _ _

20 _ _

26. November

20 _ _

20 _ _

20 _ _

20 _ _

27. November

20 _ _

20 _ _

20 _ _

20 _ _

28. November

20 _ _

20 _ _

20 _ _

20 _ _

20 __

20 __

20 __

20 __

30. November

20 _ _

20 _ _

20 _ _

20 _ _

1. Dezember

20 _ _

20 _ _

20 _ _

20 _ _

2. Dezember

20 _ _

20 _ _

20 _ _

20 _ _

3. Dezember

20 _ _

20 _ _

20 _ _

20 _ _

4. Dezember

20 _ _

20 _ _

20 _ _

20 _ _

5. Dezember

20 _ _

20 _ _

20 _ _

20 _ _

6. Dezember

20 _ _

20 _ _

20 _ _

20 _ _

7. Dezember

20 _ _

20 _ _

20 _ _

20 _ _

8. Dezember

20 _ _

20 _ _

20 _ _

20 _ _

9. Dezember

20_ _

20_ _

20_ _

20_ _

10. Dezember

20 _ _

20 _ _

20 _ _

20 _ _

11. Dezember

20 _ _

20 _ _

20 _ _

20 _ _

12. Dezember

20 _ _

20 _ _

20 _ _

20 _ _

13. Dezember

20 _ _

20 _ _

20 _ _

20 _ _

14. Dezember

20 _ _

20 _ _

20 _ _

20 _ _

15. Dezember

20 _ _

20 _ _

20 _ _

20 _ _

16. Dezember

20 _ _

20 _ _

20 _ _

20 _ _

17. Dezember

20 _ _

20 _ _

20 _ _

20 _ _

18. Dezember

20 _ _

20 _ _

20 _ _

20 _ _

19. Dezember

20 _ _

20 _ _

20 _ _

20 _ _

20. Dezember

20 _ _

20 _ _

20 _ _

20 _ _

21. Dezember

20 _ _

20 _ _

20 _ _

20 _ _

22. Dezember

20 _ _

20 _ _

20 _ _

20 _ _

23. Dezember

20 _ _

20 _ _

20 _ _

20 _ _

24. Dezember

20 _ _

20 _ _

20 _ _

20 _ _

25. Dezember

20 _ _

20 _ _

20 _ _

20 _ _

20 _ _

20 _ _

20 _ _

20 _ _

27. Dezember

20 _ _

20 _ _

20 _ _

20 _ _

28. Dezember

20 _ _

20 _ _

20 _ _

20 _ _

29. Dezember

20 _ _

20 _ _

20 _ _

20 _ _

30. Dezember

20 _ _

20 _ _

20 _ _

20 _ _

31. Dezember

20 _ _

20 _ _

20 _ _

20 _ _

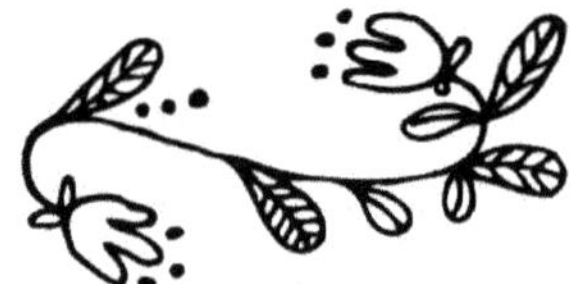